ABNEHMEN IM SPAZIERGANG

Wie Sie durch einfaches Gehen Gewicht verlieren, Ihren Stoffwechsel ankurbeln und Fett verbrennen

Stefanie Hartmann

ISBN: 1537699822
ISBN-13: 978-1537699820

INHALT

EINFÜHRUNG

Gesundheit im Spaziergang erreichen

Die persönliche Gesundheit ist eines der Elemente des Lebens, welche wir im Alltag gerne einmal vernachlässigen. Eingespannt durch Arbeit, Familie und Freunde vergessen wir oft, sich einmal um das eigene Wohlbefinden zu kümmern. In der heutigen Gesellschaft wird es mittlerweile schon als „normal" angesehen, übergewichtig zu sein. Folgeerkrankungen wie Diabetes, Bluthochdruck und Stoffwechselstörungen gehören mittlerweile zum Altern wie das Ergrauen der Haare.

Viele Menschen erkennen dieses Dilemma leider erst, wenn es oftmals schon zu spät ist. Für das Fitnessstudio fehlt dann häufig der Mut, die Zeit oder einfach das Geld. Verzweifelt wird versucht mit Pillen oder ungewöhnlichen Diäten entgegenzuwirken. Aber gibt es keinen anderen Weg, die lästigen Kilos loszuwerden und sich einfach wieder wohl in der eigenen Haut zu fühlen?

Doch, den gibt es! Schon einfaches Gehen verbessert unseren physischen und psychischen Zustand enorm und ist dabei ganz leicht in den Alltag einzubauen. Ob spazieren mit dem Partner, Gassi gehen mit dem Hund oder der tägliche Weg zur Arbeit: Sie brauchen dafür nichts weiter als ein Paar Schuhe und schon kann es losgehen.

Damit Sie dauerhaft gesund leben, braucht es ein paar Einweisungen, um das Gehen als Routine zu verankern und Verletzungen vorzubeugen. Denn nicht jeder startet mit den gleichen Ausgangsvoraussetzungen und kann sofort 10.000 Schritte täglich absolvieren.

Genau deshalb gibt es diesen Ratgeber. Ich werde Ihnen nachfolgend zeigen, wie Sie Ihre persönliche Fitness, Ihr allgemeines Wohlbefinden und Ihre mentale Leistungsfähigkeit im Spaziergang verbessern können. Dabei werden Sie nicht nur lästiges Fett verlieren, sondern auch Ihren Kopf frei bekommen, sodass Sie wieder für die alltäglichen Herausforderungen des Lebens gewappnet sind. Sie glauben gar nicht, wie viel Mehrwert das Gehen für Sie bereithält. Probieren Sie es aus und ich verspreche Ihnen, Sie werden ein Leben lang von den unzähligen Vorteilen profitieren.

Viel zu oft lassen wir das Leben ans uns vorbeirauschen. Aber jetzt ist die Zeit gekommen, uns einen Plan zu machen und zu starten!

Ich wünsche Ihnen viel Spaß.

KAPITEL 1: VORTEILE DES SPAZIERENGEHENS

Bewegung hält bekanntlich fit. Leider treibt in Deutschland nur noch jeder Dritte Sport und oftmals nur noch die jüngere Generation. Aber warum ist das so? Dafür gibt es allerhand Gründe: Stress im Berufsalltag, zeitaufwändige Hobbies oder man verbringt die Zeit lieber mit der Familie. Dabei ist es so wichtig, sich mindestens 30 Minuten pro Tag zu bewegen. Bedauerlicherweise gibt es auch heute immer noch ein großes Verständnisproblem: Bewegung muss nicht immer ein hartes Workout sein, ein kleiner Spaziergang reicht oft schon aus. Im folgenden Kapitel möchte ich Ihnen die Vorteile regelmäßigen Spazierengehens näherbringen und Sie motivieren, das Gehen als Routine in Ihr Leben zu verankern.

„Jeder Gang macht schlank" - Spazierengehen verbessert Ihre Figur

Bei vielen Frauen nimmt mit dem Alter auch der Körperfettanteil zu. Das muss allerdings nicht unbedingt sein. Wenn Sie regelmäßig gehen, dann bauen Sie Muskulatur auf, die einerseits Ihre Haut strafft und andererseits mehr Kalorien verbrennt. Die zusätzliche Muskulatur benötigt wesentlich mehr Energie als zuvor, welche durch Fetteinlagerungen und die Nahrungsaufnahme zugeführt wird. Pro Stunde werden bei einem normalen Tempo von ca. 5km/h ungefähr 200 kcal verbrannt (abhängig von Körpergewicht, Alter, Geschlecht und körperlicher Fitness). Dies entspricht ca. 22g Fett! Sicherlich verbrennen andere sportliche Aktivitäten mehr Kalorien, jedoch führen wir diese nicht täglich aus und auch nicht über einen Zeitraum von mehr als 1-2 Sunden. Daher liegt hier ein ganz klarer Vorteil beim Gehen.

Spazierengehen stärkt das Herz

Es ist wissenschaftlich bewiesen, dass regelmäßiger Ausdauersport gut für das menschliche Herz ist. Die Muskulatur wird trainiert und folglich wird unser Herz leistungsfähiger. Zusätzlich werden die Gefäße elastischer und die Blutzirkulation wird verbessert. Die American Stroke Association (zu Deutsch: amerikanischer Verband für Schlaganfälle) hat herausgefunden, dass das Risiko eines Schlaganfalls um 27 % sinkt, bei einem täglichen Spaziergang von etwa 30 Minuten. Die britische non-profit Organisation C3 Collaborating for Health hat in einer umfangreichen Studie aus dem Jahr 2012 den Einfluss des Spazierengehens auf Herz-Kreislauf-Erkrankungen untersucht und kam zu folgenden Ergebnissen:

Spazierengehen führt zu:

- Weniger Schlaganfällen
- Einem geringeren Risiko für koronare Herzkrankheiten (Verengung oder gar Verschluss der Herzkranzgefäße). Durch nur 30 Minuten Gehen am Tag konnte das Risiko einer Erkrankung um ca. 19 % reduziert werden.
- Einem geringeren Blutdruck
- Einer erhöhten aerobischen Kapazität (dabei handelt es sich um das Sauerstoffaufnahmevermögen)
- Einem geringeren Körperfettanteil und damit einhergehend einem geringen Body-Mass-Index (BMI)

- Einer Erhöhung des HDL-Cholesterins (das sogenannte „gute“ Cholesterin | LDL-Cholesterin sollte hingegen niedrig sein)

Sollten Sie bereits an erhöhtem Blutdruck oder anderen Herz-Kreislauf-Erkrankungen leiden, dann ist genau jetzt der richtige Zeitpunkt, um etwas für Ihren Körper zu tun. Ein „Jetzt ist es schon zu spät“ gibt es nicht! Viele Menschen schieben wichtige Dinge auf und wachen erst auf, wenn sie gesundheitlich eingeschränkt werden. Dennoch sollten Sie auf keinen Fall übertreiben und ihre neue körperliche Aktivität unbedingt zuvor mit Ihrem Arzt besprechen.

Gehen verbessert den Schlaf

Sie haben Probleme abends einzuschlafen oder leiden an einem unruhigen Schlaf? Dann sollten Sie das Spazierengehen unbedingt einmal ausprobieren. Studien haben gezeigt, dass spazierende Frauen mit einem Alter zwischen 50 und 70 Jahren wesentlich seltener an Schlaflosigkeit leiden als Frauen ohne Geh-Routine. Auf der einen Seite schlafen wir besser, da wir uns körperlich betätigt haben und auf der anderen Seite können wir besser einschlafen, da wir zuvor Probleme des Alltags bereits beim Spazierengehen verarbeitet haben. Wie oft denken Sie abends im Bett noch über Sachen nach, die Sie momentan bedrücken? Wenn Sie sich schon beim Gehen etwas Zeit nehmen, werden Sie abends leichter in den Schlaf fallen und ruhiger durch die Nacht kommen.

Spazierengehen macht wach

Vielleicht sollten Sie ab und an mal die Extra-Portion Kaffee stehen lassen und lieber ein paar Minuten rausgehen. Durch die frische Luft und Bewegung am Morgen wird der

Körper mit Sauerstoff aufgetankt und wir fühlen uns nicht mehr so müde.

Spazieren verbessert die Verdauung

Kennen Sie dieses Gefühl der Völle nach dem Essen? An Stelle des klassischen alkoholischen „Absackers“ sollten Sie es mal mit einem Spaziergang versuchen. Ein Forscherteam des Universitätshospitals Zürich hat untersucht, ob Alkohol den Prozess der Verdauung positiv beeinflussen kann. Ergebnis: Je mehr Alkohol von den Probanden konsumiert wurde, desto langsamer die Verdauung. Eine weitere Studie (die sogenannte Singers Studie) fand heraus, dass Spazierengehen wesentlich effektiver als Alkohol ist und die Verdauung positiv beeinflusst. Nach dem Essen sollte jedoch darauf geachtet werden, dass es ein gemütliches Gehen ist und nicht in Nordic Walking oder gar Joggen ausartet.

Spazieren sorgt für Gelassenheit und baut Stress ab

Für mich ist es gerade im stressigen Alltag wichtig, zwischendurch einmal den Kopf frei zu bekommen. Spazierengehen reduziert nachweislich Stresshormone, fördert die Durchblutung und bringt frische Luft in den Körper. Bereits ein kleiner 5-Minuten-Spaziergang kann die Aufmerksamkeit um 20 % steigern. Also nehmen Sie sich auch während der Arbeit oder in den Pausen mal die Zeit für einen kleinen Rundgang.

Spaziergehen verringert das Risiko vieler Krankheiten

Regelmäßiges Gehen (mind. fünf Mal die Woche à 30 Minuten) hat folgende positive Effekte:

- Reduziert die Gefahr für Osteoporose
- Verringert das Risiko für Diabetes 2 um 60 %
- Senkt das Risiko an neurodegenerativen Erkrankungen wie Alzheimer zu leiden um 50 %
- Beugt der Altersdemenz vor
- Wirkt sich positiv auf die Gesundheit der Hüfte aus (40 % weniger Hüftprobleme)
- Reduziert das Auftreten psychischer Erkrankungen wie Depressionen

Spazierengehen stärkt das Immunsystem

Durch das Gehen an der frischen Luft sind wir automatisch länger der Sonne ausgesetzt. Diese ist verantwortlich für das für unser Immunsystem so wichtige Vitamin-D3. Dieses Vitamin können wir leider nicht durch die normale Ernährung dem Körper zuführen und müssen daher entweder öfter an die Sonne gehen oder es über Nahrungsergänzungsmittel aufnehmen. Aber aufgepasst: Immer an den Sonnenschutz denken.

Keine Heißhungerattacken mehr

Vermutlich kennt es jeder: Ab und an überkommt einen der Heißhunger und man isst viel zu viel in sich hinein. Woran liegt das?

Diese Fressattacken resultieren aus verschiedenen Faktoren. Auf der einen Seite ist unser Blutzuckerspiegel daran schuld. Sinkt er zu stark, verspüren wir ein sehr intensives Hungergefühl. Daher sind solche „Insulin-Spitzen“ zu vermeiden, indem man regelmäßig isst, statt selten und dafür sehr viel auf einmal. Andere Gründe liegen auf mentaler Ebene. Viele Menschen bekämpfen Stress und Angst mit übermäßigem Konsum von zucker- und fetthaltigen Speisen. Und genau hier kann Spazierengehen helfen: Man baut Stress ab indem Glückshormone, sogenannte Endorphine, ausgestoßen werden und vermeidet dadurch den Heißhunger. Einige Menschen essen auch einfach aus Langeweile. Wenn Sie jedoch täglich Ihre Geh-Routine durchführen, eliminieren Sie auch diese potenzielle Heißhunger-Gefahr!

Mehr Kontakt zu anderen Menschen

Durch das tägliche Spazieren trifft man automatisch auf andere Menschen, es sei denn, Sie wohnen mitten in der Pampa. Wissenschaftler von der Brigham Young University in Utah (USA) fanden heraus, dass soziale Kontakte genauso wichtig für unsere Gesundheit sind, wie andere Faktoren (bspw. Sport, Ernährung, Verzicht von Drogen etc.). Die Studie belegte, dass soziale Isolation nachweislich das Sterberisiko erhöht, ganz egal wie alt Sie sind oder welchen Geschlechts.

Also gehen Sie raus und kommen Sie mit anderen Menschen ins Gespräch. Vielleicht ist ja sogar ein neuer Freund oder Lebenspartner dabei.

Ich weise an dieser Stelle ausdrücklich darauf hin, dass es sich hierbei NICHT um eine medizinische Beratung meinerseits handelt. Das Buch ersetzt keinesfalls eine medizinische Beratung durch einen Arzt oder Apotheker und es darf nicht als Basis zur eigenständigen Diagnose und Beginn, Änderung oder Beendigung einer Behandlung von Krankheiten verwendet werden.

KAPITEL 2: SPAZIEREN ODER JOGGEN?

Es gibt häufige Debatten darüber, was denn nun besser sei oder welche Art der Fortbewegung denn nun die gesündere ist. Darauf gibt es aber keine eindeutige Antwort. Es kommt auf die jeweilige Person und deren Ziele an. Beide Arten der Bewegung sind gesund für unseren Körper, wenn man Sie richtig ausführt.

Wie Sie sicherlich wissen, besteht der Hauptunterschied zwischen dem Gehen und Laufen in der Geschwindigkeit und der Technik. Beim Laufen „springen" wir quasi. Beim Gehen hingegen ist immer mindestens ein Fuß auf dem Boden. Durch die höhere Geschwindigkeit verbrennen wir beim Laufen mehr Kalorien. Wie viel genau, hängt vom jeweiligen Läufer ab (Geschlecht, Gewicht, Geschwindigkeit etc.). Dies ist ein klarer Vorteil des Laufens, jedoch darf man nicht vernachlässigen, dass viele Personen aufgrund der körperlichen Verfassung nicht gesund laufen können. Beim Laufen beträgt die Einwirkung auf den Untergrund das rund 3.5-fache Körpergewicht. Beim Gehen ist es lediglich das 1.5-fache Körpergewicht. Wenn Ihr Körpergewicht also zu groß ist, riskieren Sie Verletzungen der Sehnen, Bänder und Gelenke. In diesem Fall sollten Sie sich definitiv für das Spazieren entscheiden.

Falls Sie bestimmte Erkrankungen wie Herzrhythmusstörungen haben, sollten Sie eine verstärkte Aktivität erst mit Ihrem behandelnden Arzt besprechen, ehe Sie negative gesundheitliche Auswirkungen riskieren.

Eine weitere Einflussgröße auf das Tempo Ihrer Bewegung ist Ihr Trainingszustand. Durch einen guten Trainingsplan können Sie Ihre persönliche Fitness rasch verbessern und somit „bereit“ für schnellere Geschwindigkeiten werden. Im Laufe der Zeit gewöhnen sich Gelenke, Sehnen und Bänder an die Belastung und zusätzlich verbessern Sie Ihre Kondition. Mehr dazu in Kapitel 10.

Also was sollten Sie am besten machen?

Da Sie dieses Buch gekauft haben, gehe ich mal davon aus, dass Sie relativ neu in diesem Sport sind. Ich empfehle Ihnen, erst einmal ein normales Spazierengehen. Dies können Sie super in Ihren Alltag einbauen. Zudem kommen Sie durch einen niedrigeren Puls nicht so stark ins Schwitzen und können dadurch wesentlich häufiger Gehen als Laufen (z.B. zur Arbeit oder zum Supermarkt). Die körperliche Belastung ist um einiges niedriger, Sie schonen Ihre Gelenke und sind danach nicht so sehr ausgepowert, sodass Sie noch Kraft für die anderen Seiten des Lebens haben.

Wenn es Ihr Ziel ist abzunehmen, können Sie mit der Zeit das Geh-Tempo erhöhen und somit mehr Kalorien verbrauchen. Wenn Sie sich bereit für höhere Geschwindigkeiten fühlen, können Sie Laufen und Gehen mischen und zwischen schnelleren Phasen des Laufens ein paar Schritte gehen (mehr dazu in Kapitel 7). Nach einiger Zeit haben Sie dann die Möglichkeit, vollständig aufs Laufen zu wechseln.

Wie viele Kalorien Sie genau verbrennen, welche Übungen Sie zur Verbesserung Ihrer Fitness machen können und wie man am besten einen persönlichen Plan erstellt, erkläre ich Ihnen zu einem späteren Zeitpunkt.

An dieser Stelle des Buches wissen Sie um die Vorzüge des Gehens und kennen den Unterschied zum Laufen. Leider setzen viele Menschen erlangtes Wissen nicht in die Tat um.

Daher als allerersten einmal mein Appell an Sie: Gehen Sie raus und starten Sie! Nur so können Sie von den vielen Vorzügen des Spazierens profitieren. Wie Sie das regelmäßige Spazieren als Routine in Ihr Leben etablieren, zeige ich Ihnen im nächsten Kapitel.

KAPITEL 3: GEHEN – IHRE NEUE ROUTINE

Sind Sie auch einer der Personen, die sich zu jedem neuen Jahr etwas vornehmen? Bessere Ernährung, mehr Zeit mit den Liebsten verbringen oder vielleicht sogar mehr Sport zu treiben?

Es gibt zahlreiche dieser „guten Vorsätze" doch nur die wenigstens schaffen es, diese auch bis zum Ende des Jahres erfolgreich in ihr Leben zu integrieren. Dabei ist es so wichtig, Routinen zu haben. Psychologen haben herausgefunden, dass Routinen uns insbesondere in stressigen Zeiten des Lebens positiv unterstützen und wir so deutlich souveräner aufkommende Hürden meistern. Routinen geben eine Struktur vor und helfen dabei, seine gesetzten Ziele in allen Lagen des Lebens zu erreichen. Daher sollte es unser Ziel sein, das Spazieren als eine Routine aufzubauen. Sicherlich schaffen es auch einige nach Lust und Laune spazieren zu gehen, jedoch hören viele schon nach wenigen Wochen oder Tagen damit auf und verlieren sich wieder im Alltagstrott. Erfolgreiche Menschen schwören auf Ihre Routinen und begründen Ihren finanziellen, beruflichen und gesundheitlichen Erfolg oft mit ihren guten Gewohnheiten, die sie sich über Jahre erarbeitet haben.

Routinen bauen wir auf, indem wir etwas immer und immer wieder tun. Es geht uns quasi in Fleisch und Blut über und wir denken gar nicht mehr drüber nach. Oftmals ist es insbesondere in den ersten 2 Wochen schwierig eine neue Gewohnheit aufzubauen und Sie durchzuziehen. Anschließend fällt es uns jedoch immer leichter, bis wir den

Zustand einer Routine erreichen.

Wie Sie das regelmäßige Gehen zu einer Routine entwickeln können

Es gibt unendlich viele Möglichkeiten zu gehen. Sie müssen für sich herausfinden, wie Sie Ihre tägliche Schrittzahl erhöhen und dabei möglichst wenig Mehraufwand betreiben. Nachfolgend finden Sie ein paar Ratschläge, wie man seine Schritte nach oben schrauben kann:

- Benutzen Sie die Treppe: Es ist verlockend jedes Mal den Fahrstuhl zu benutzen. Viele denken gar nicht mehr drüber nach, ob man nicht doch lieber die Treppen nutzen könnte. Versuchen Sie Fahrstühle und Rolltreppen zu meiden. Es wird Sie nur ein paar Minuten pro Tag kosten, welche aber bereits mehrere hundert Schritte zusätzlich pro Tag ausmachen können und Sie „einen Schritt" näher an Ihr Ziel bringen.

- Lassen Sie Ihr Auto stehen: Ich kenne Leute, die jeden Morgen für eine 500 Meter Strecke ihr Auto benutzen. Versuchen Sie, so oft wie möglich Ihr Auto stehen zu lassen und kleine Wege zu Fuß zurückzulegen. Sie werden merken, dass sich kleine Wege sehr schnell zu guten Distanzen summieren und wir dabei ordentlich Fett verbrennen.

- Parken Sie Ihr Auto nicht direkt vor dem Eingang: Manche Erledigungen können wir einfach nicht zu Fuß bestreiten und sind aufs Auto angewiesen. Egal ob auf Arbeit, Zuhause oder beim Einkaufen. Überall müssen wir irgendwo unser Auto abstellen. Versuchen Sie einmal, Ihr Auto ab heute nicht mehr genau vor dem Eingang abzustellen. So bringen Sie weitere Schritte auf Ihr tägliches Konto.

- Steigen Sie eine Station eher aus: Viele Leute nutzen den öffentlichen Personennahverkehr. In größeren Städten sind die Netze so gut ausgebaut, dass wir uns mittlerweile fast bis vor die eigene Haustür chauffieren lassen könne. Doch wie wäre es, wenn wir einmal eine Station eher oder später aussteigen? Meist sind dies nur wenige Minuten Mehraufwand und bedeuten mehrere Hundert Schritte mehr auf dem Zähler.

- Den Hund ausführen: Hundehalter haben oftmals gar keine andere Wahl, als täglich ihren Hund auszuführen. Dabei tun Sie sich und Ihrem Hund etwas Gutes. Sie haben keinen Vierbeiner? Dann fragen Sie einfach jemanden aus der Familie oder aus dem Freundeskreis, ob Sie ab und an mal mit dem Hund gehen können. Sie glauben gar nicht, wie viel Spaß das macht und Sie entlasten dabei gleichzeitig den Hundehalter. Falls es nun gar keinen Hund im sozialen Umfeld gibt, können Sie auch gerne fremde Hunde ausführen und sich dabei sogar etwas Taschengeld dazuverdienen. Viele Menschen sind so gestresst, dass Sie solche Arbeiten an Spaziergänger abgeben.

- Suchen Sie sich einen Spaziergehpartner: Alleine Spazieren ist vielen zu langweilig. Deshalb macht es oftmals Sinn, mit einer anderen Person spazieren zu gehen. Das muss nicht immer der Lebenspartner sein, sondern kann durchaus auch die beste Freundin oder eine Arbeitskollegin sein. Wichtig ist, dass beide regelmäßig Zeit haben und sich gegenseitig motivieren.

- Wandern Sie am Wochenende: Versuchen Sie das Spazierengehen als Hobby einzuführen. Wie wäre es mit einer Wanderung am Wochenende zu einem See oder in den Bergen? Am besten nehmen Sie gleich Ihren Partner, die Kinder und den Hund mit und verbinden das Wandern mit einem Picknick. So sind die Kinder gleich mit an der frischen Luft und es kommt etwas Abwechslung in den Alltag.

- Gartenarbeit verrichten: Falls Sie einen Garten haben, können Sie sich auch in diesem betätigen. Sie glauben gar nicht, wie viele Schritte Sie dabei zurücklegen werden!

- Pausen auf der Arbeit nutzen: Meist sind es nur wenige Minuten auf Arbeit, die man Zeit hat etwas zu essen oder sich einmal die Beine zu vertreten. Viele Menschen sitzen jedoch einfach vor ihrem Bildschirm und essen nebenbei, ohne sich überhaupt einmal zu erheben. Nutzen Sie die Zeit um draußen oder im Gebäude ein paar Schritte zu gehen. Ihr Körper bekommt neuen Sauerstoff und Sie sammeln Schritte auf Ihrem Schrittkonto. Anschließend arbeitet es sich wesentlich leichter!

- Überbrücken Sie Wartezeiten: Sie stehen an der Bushaltestelle und warten auf den nächsten Bus? Oder sitzen gerade stundenlang beim Arzt? Gehen Sie raus und sammeln Sie Schritte. Die Wartezeit lässt sich sehr oft durch Erfragen ermitteln.

- Gehen statt stehen: Wenn Sie weitere Schritte sammeln möchten, können Sie sich auch Zuhause super bewegen. Anstatt beim Kochen einfach nur zu stehen, können Sie sich auf der Stelle bewegen oder durch die Wohnung laufen.

- Tanzen Sie: Sie haben Spaß an der Musik? Dann tanzen Sie doch einfach. Ob Zuhause beim Staubsaugen, Bügeln oder nach der Arbeit in einem Tanzverein. Ihre Gesundheit wird es Ihnen danken.

- Legen Sie sich einen Schrittzähler zu: Studien haben gezeigt, dass Menschen, die ihre Schritte durch bspw. ein

..ometer messen, etwa doppelt so viele Schritte täglich gehen, als Leute, die kein Messgerät nutzen. Mittlerweile gibt es sehr gute und günstige Möglichkeiten seine Schrittzahl zu messen und zu dokumentieren. Mehr dazu in Kapitel 9.

Möglichkeiten für Fortgeschrittene:

Falls Sie sich sehr ambitionierte Ziele gesteckt haben, werden die obigen Tipps Ihnen nicht wirklich weiterhelfen. Aber für Sie habe ich auch noch einen Tipp parat, mit dem Sie garantiert Ihr tägliches Schrittziel erreichen: Kaufen Sie sich doch einfach ein Laufband. Wer Zuhause vor dem TV trainieren möchte oder auch bei schlechtem Wetter nicht auf den Spaziergang verzichten möchte, kann sich einen Hometrainer zulegen. Dort hat man die Möglichkeit variabel die Geschwindigkeiten einzustellen, verschiedenste Workouts zu simulieren oder sogar mit einer künstlichen Steigung zu gehen. Preislich liegen Einsteigermodelle bei etwa 150 - 200€.

KAPITEL 4: BESTIMMEN SIE IHR ZIEL

Da Sie nun wissen, wie man am besten Schritte sammelt, sollten Sie sich ein tägliches Ziel stecken. Ich kann Ihnen jetzt schon sagen, dass Sie dieses Ziel nicht jeden Tag erreichen werden. Es gibt immer Schwankungen und man hat mal mehr und mal weniger Zeit. Oftmals macht einem auch das Wetter einen Strich durch die Rechnung und man muss einen Tag im Haus verbringen.

Wie viele Schritte pro Tag sollte man Gehen?

Durchschnittlich geht ein normaler Büroangestellter rund 1.500 Schritte pro Tag. Ein Postbote kommt derweil schon auf rund 18.000 Schritte. Von Krankenschwestern habe ich schon Werte von über 20.000 Schritten pro Tag gehört. Als gesund und regelmäßig machbar werden 10.000 Schritte angesehen und von vielen Ärzten empfohlen. Dies entspricht je nach Schrittlänge einer Distanz von ca. 5 bis 8 km am Tag. Falls Sie bereits darüber liegen, sollten Sie sich selbstverständlich ein höheres Ziel setzen. Der Körper gewöhnt sich nach einiger Zeit an die verstärkte Bewegung und passt sich durch das Aufbauen von Muskeln und einer verbesserten Kondition an die Distanzen an. Dennoch denke ich, dass die Mehrheit der Leser dieses Schrittpensum noch nicht jeden Tag erreicht. Es ist ein guter Ausgangswert. Bei 10.000 Schritten täglich werden in der Woche ca. 2.500 – 3.500 Kalorien (je nach körperlicher Ausgangslage) zusätzlich verbraucht. Diese Anzahl an zusätzlich verbrannter Energie ist ideal zum Abbau von Fett und ein guter Start in einen gesünderen Lebensstil.

Wie viele Schritte SIE gehen sollten

Wie bereits beschrieben, haben wir alle unterschiedliche Ausgangsvoraussetzungen. Daher sollten Sie die nachfolgenden Fragen für sich selbst beantworten, ehe Sie sich ein bestimmtes Ziel setzen.

1. Bestimmen Sie Ihren Startpunkt

Wie viele Schritte gehe ich bereits an einem durchschnittlichen Tag? Jeder von uns wird eine andere Ausgangssituation haben. Vermutlich werden Sie bei ca. 3.000 bis 4.000 Schritte pro Tag liegen. Dies ist nämlich der ungefähre Durchschnittswert eines Menschen, der keine zusätzlichen Spaziergänge absolviert.

2. Analysieren Sie Ihre körperliche Verfassung

Seien Sie bei diesem Punkt bitte ehrlich zu sich selbst. Wie schätzen Sie sich ein? Sind Sie stark übergewichtig, sind Sie fit? Haben Sie gesundheitliche Probleme? All das spielt eine Rolle bei der Festlegung Ihres Schrittziels. Umso besser Ihre körperliche Verfassung, desto schneller können Sie Ihre Schrittziele steigern.

3. Starten Sie langsam und steigern Sie sich progressiv

In den ersten Tagen und Wochen sind wir wie bei allen guten Vorsätzen und Vorhaben noch hochmotiviert. Leider übertreiben es viele Personen am Anfang und riskieren gesundheitliche Folgen oder den Spaß an der Sache. Es wird Ihnen nichts bringen, wenn Sie in den ersten Tagen pro Tag 20.000 Schritte laufen. Diesen Schnitt werden die meisten von Ihnen nicht durchhalten und riskieren dabei ernsthafte Verletzungen, da sich der Körper an solche

Strecken noch nicht gewöhnt hat.

Nach Berücksichtigung dieser drei Leitpunkte, können Sie sich nun Ihr tägliches Schrittziel für den Anfang festlegen. Stecken Sie es nicht zu hoch! Steigern können wir uns immer noch. Einen Beispielplan finden Sie im späteren Teil dieses Buches. Zusätzlich zeige ich Ihnen weitere Möglichkeiten auf, wie Sie noch mehr Kalorien verbrennen können, um effektiv und langfristig abzunehmen.

KAPITEL 5: FAST JEDER GEHT FALSCH - DIE AUSFÜHRUNG

Gehen ist eine einfache und schonende Variante des Bewegungssports. Dennoch gibt es einige Sachen, die Sie beachten sollten. Jedes Jahr steigt die Anzahl von Spaziergängern, doch viele spazieren einfach drauf los. Das mag eine Zeit lang gut gehen, aber spätestens, wenn Sie die Intensität erhöhen, kommt es zu Verletzungen. Das folgende Kapitel wird sich um die richtige Technik drehen. Versuchen Sie gleich von Anfang an richtig zu laufen, denn ein falscher Gang beeinflusst nicht nur Fuß und Beine, sondern auch Rücken-, Brust- und Hüftpartien.

Das Walken ist in Amerika mittlerweile einer der beliebtesten Sportarten überhaupt und wird mittlerweile von ca. 80 Millionen Menschen betrieben. Aus den USA stammen auch die sogenannten **WALKS-Richtlinien**. Die Übersetzungen finden Sie jeweils darunter:

(W) Walk effortlessly while rolling your foot heel to toe.

Gehen Sie unangestrengt und rollen Sie den Fuß von der Ferse über die Zehen ab.

(A) Align your back straight—not arched backward or forward.

Halten Sie dabei Ihren Rücken gerade. Er sollte nicht nach hinten oder vorne gebeugt sein.

(L) Look directly in front of you—not at the ground level (good posture).

Schauen Sie geradeaus und nicht auf den Boden.

(K) Keep your chin parallel to the floor/ground.

Halten Sie Ihr Kinn parallel zum Boden.

(S) Swing your arms in a freestyle motion with your elbows slightly bent while moving your shoulders naturally.

Die Arme frei mitschwingen lassen, dabei die Ellenbogen leicht anwinkeln. Verkrampfen Sie nicht die Schultern, sondern bewegen Sie diese ganz natürlich mit.

Die Abrolltechnik üben

Da die Wenigstens von uns mit der richtigen Gangart gesegnet sind, sollten Sie wirklich darauf achten, den Fuß korrekt abzurollen. Das klingt vielleicht alles ein wenig einfach, aber ich sehe tagtäglich, wie Spaziergänger ab einer bestimmten Geschwindigkeit die Technik vernachlässigen. Es ist nicht einfach eine neue Geh- oder Lauftechnik wirklich umzusetzen, da wir schon seit Jahrzehnten an unseren eigenen Laufstil gewöhnt sind. Dennoch können Sie es durch Übung schaffen. Simulieren Sie dabei die Übung vorerst auf einem Stuhl:

- Setze Sie sich auf einen Stuhl und strecken Sie die Beine aus.
- Versuchen Sie, die Zehen des linken Fußes zu sich heranzuziehen, bis Ihr Fuß nur noch mit der Ferse den Boden berührt. Dabei aufrecht sitzen.

- Mit dem rechten Fuß machen Sie genau das Gegenteil. Sie versuchen die Zehen nach vorne zu strecken.

- Beide Bewegungen sollten Sie nun parallel für ca. eine Minute ausführen.

Diese Bewegungen simulieren genau die Belastung beim Gehen. Falls Sie Schmerzen im Fuß oder in den Waden verspüren, sollten Sie sich vor dem Gehen gründlich durch Dehnübungen aufwärmen, da Ihre Sehnen und Bänder noch nicht an die Belastung gewöhnt sind.

Aufwärmtechniken

In der Anfangsphase sollten Sie sich vorher aufwärmen. Das klingt vielleicht ein wenig komisch, da Sie es ja sonst vor dem Gehen im Alltag auch nicht machen, aber wann laufen Sie schon mal länger als 2-3km am Stück? Im Alltag wohl eher selten. Ihr Körper ist dadurch nicht auf solche Belastungen ausgelegt. Selbst Leistungssportler, die den Sport als Beruf haben, wärmen sich jedes Mal auf, obwohl ihr Körper sich bereits an die Belastungen gewöhnt haben müsste.

- Aufwärmen der Beine durch einen Ausfallschritt: Machen Sie einen großen Ausfallschritt mit dem rechten Bein nach vorne. Beugen Sie Ihr linkes Bein nun langsam Richtung Boden, sodass ein 90 Grad Winkel entsteht. Stehen Sie nun wieder auf, indem Sie Druck auf den rechten Fuß ausüben und das linke Bein ran ziehen. Diese Übung wiederholen Sie jeweils acht Mal mit jedem Bein.

- Fersenlauf: Laufen Sie ein paar Meter auf den Fersen und ziehen Sie dabei die Zehen nach oben. Wiederholen Sie die Übung drei Mal.

- Zehenlauf: Das Gleiche machen wir jetzt auch mit unseren Zehen. Drei Mal auf den Zehenspitzen ein paar Meter zurücklegen (ca. 30 Sekunden).

- Wadenstrecker: Stellen Sie sich auf die Zehenspitzen und drücken Sie Ihr Körpergewicht nach oben. Sie müssten eine Belastung in den Waden spüren. Diese Übung rund 15 Mal wiederholen.

Na, ist Ihre Muskulatur bereit für das erste Workout?

KAPITEL 6: DIE GESCHWINDIGKEITEN

Eine gute Möglichkeit, sich zu verbessern ist neben der Erhöhung der Schrittzahl auch die Erhöhung der Geschwindigkeit. Folgende Übersicht zeigt Ihnen die Abhängigkeit des Kalorienverbrauchs zur Geschwindigkeit (Werte abhängig von der gehenden Person, daher hier Durchschnittswerte):

- Langsames Gehen mit 3 km/h: 150 kcal pro Stunde
- Langsames Gehen mit 4 km/h: 176 kcal pro Stunde
- Moderates Gehen mit 5 km/h: 200 kcal pro Stunde
- Zügiges Gehen mit 6 km/h: 224 kcal pro Stunde
- Schnelles Gehen mit 7 km/h: 300 kcal pro Stunde
- Sehr schnelles Gehen mit 7,5 km/h: 371 kcal pro Stunde
- Sehr schnelles Gehen mit 8 km/h: 475 kcal pro Stunde
- Nordic Walking: 383 kcal pro Stunde

Forscher der Lawrence Berkeley National Laboratory in Kalifornien (USA) haben herausgefunden, dass schnelles Gehen genauso viele gesundheitliche Vorteile hat wie normales Joggen. Als Idealwert hat sich eine Geschwindigkeit von 5-7 km/h herausgestellt bei einer Dauer von ca. 20-30 Minuten täglich.

Um für Sie die ideale Geschwindigkeit herauszufinden, sollten Sie beim Laufen Ihren Puls messen. Dieser sollte je nach Alter einen bestimmten Wert nicht übersteigen. Orientieren Sie sich an folgender Formel: 180 minus Ihr Alter (Richtwert). Beispiel: Ich bin 40 Jahre alt, daher sollte mein Puls nicht über 140 Herzschlägen pro Minute liegen.

Erreiche ich diesen Puls bei einer Geschwindigkeit von 7 km/h, habe ich die für mich maximale Geschwindigkeit gefunden.

KAPITEL 7: DER GRÖßTE FEHLER BEIM ABNEHMEN DURCH SPAZIERENGEHEN

„Ich gehe 10.000 Schritte pro Tag und nehme trotzdem nicht ab, was mache ich falsch?“

Nun, diese Frage bekomme ich immer und immer wieder. Abnehmen ist ein Prozess des Körpers, beim dem wir mehr Energie verbrauchen, als wir zuführen.

Grundregel:

Ein Kalorienüberschuss (aufgenommene Energie > verbrauchte Energie) führt zu einer Gewichtszunahme und ein Kaloriendefizit (aufgenommene Energie < verbrauchte Energie) zu einer Gewichtsabnahme. Wenn Sie dies verstanden haben, sind Sie schon mal der Mehrheit der Menschen voraus.

Mit dem Spazierengehen beeinflussen Sie allerdings nur den Verbrauch. Zusätzlich steuern Sie die andere Seite (Energiezufuhr) über Ihre Ernährung. Das heißt, wenn Sie Ihre 10.000 Schritte pro Tag gehen und dabei Energie verbrennen, am Ende des Tages aber so viel Essen, dass Ihre zugeführte Energie größer ist als Ihre verbrauchte, dann werden Sie nicht abnehmen. So einfach ist das. Da dies hier kein Ernährungsratgeber ist, versuche ich dieses Kapitel so kurz wie möglich zu halten. Es ist dennoch sehr, sehr wichtig, dass Sie dieses Kapitel anwenden, ansonsten können Sie so viel gehen wie Sie nur wollen, Sie werden kein Gramm Fett verlieren.

Die richtige Ernährung

Ziel ist es also, mehr Energie (diese wird übrigens in Kalorien ausgedrückt) zu verbrauchen als zugeführt wird. Energie verbrauchen wir allerdings nicht nur beim Spazieren, sondern auch über die normale Aufrechterhaltung der Körperfunktionen. Um herauszufinden, wie viel Kalorien wir am Tag benötigen, müssen wir unseren Energieumsatz berechnen. Dies können Sie heutzutage ganz einfach im Internet tun. Googlen Sie einfach mal nach „Kalorienrechner" oder „Energieumsatz berechnen". Zu empfehlen sind folgende Tagesbedarfsrechner: www.fitforfun.de | www.tk.de | www.onmeda.de.

Wenn Sie ernsthaft abnehmen wollen, empfehle ich Ihnen, Ihre Mahlzeiten zu dokumentieren, um verfolgen zu können, ob Sie sich nun in einem Defizit befinden und abnehmen oder ob Sie einfach zu viel gegessen haben. Dies geht super einfach mit sogenannten Fitness-Trackern. Dies sind Apps fürs Smartphone, in die Sie Ihre Lebensmittel eintragen, die Sie am Tag gegessen haben. Das Spaziergehen können Sie als energieverbrauchende Aktivität ebenfalls angeben. Zu empfehlende Apps sind MyFitnessPal, FatSecret, Noom Coach, Fddb, YAZIO oder CaloryGuard. Um gesund abzunehmen sollten Sie täglich ca. 200-500 Kalorien unter Ihrem Tagesbedarf liegen (Aktivitäten wie das Spazierengehen unbedingt berücksichtigen!).

Was genau Sie essen müssen kann ich Ihnen an dieser Stelle nicht sagen, dass würde zu weit gehen. Dafür gibt es zahlreiche andere Ratgeber. Wichtig ist mir nur, dass Sie verstanden haben, dass es beim Abnehmen nicht nur um Bewegung geht, sondern die Ernährung eine genauso wichtige Rolle spielt.

KAPITEL 8: DIE RICHTIGE AUSRÜSTUNG – WAS SIE WIRKLICH BRAUCHEN

Das folgende Kapitel dreht sich komplett um die richtige Ausrüstung. Ich werde Ihnen zeigen, welche Dinge wichtig sind und welche Ausrüstungsgegenstände Sie nicht unbedingt brauchen. Sie können dann selbst entscheiden, ob und was Sie sich an Ausrüstung zulegen.

An dieser Stelle möchte ich noch ein kleines Anliegen loswerden: Es liegt keine Zusammenarbeit mit Ausrüster-Firmen vor und ich werde auch nicht gesponsert. Da es sich hier um einen Ratgeber handelt und keine Produktvermarktung, lege ich darauf besonders großen Wert. Es geht mir darum, Sie möglichst gut auf das regelmäßige Gehen vorzubereiten.

Das richtige Schuhwerk

Der wohl wichtigste Teil der Ausrüstung sind die Schuhe. Mit falschem Schuhwerk sind Schmerzen in der Hüfte und den Knien vorprogrammiert. Auch die Achillessehen und beanspruchte Muskelpartien könnte es bei einem falschen Schuh schnell in Mitleidenschaft ziehen. Bevor ich Ihnen spezielle Ratschläge gebe, möchte ich Ihnen zum Schuhkauf sechs allgemeine Tipps geben:

1. Probieren Sie einen Schuh immer erst in einem regionalen Schuhgeschäft an. Es ist mittlerweile sehr verlockend, Schuhe über das Internet zu bestellen. Teilweise sind die Schuhe innerhalb von 24h Zuhause bei 0€ Versandkosten. Das wird Ihnen aber alles nichts

bringen, wenn der Schuh nicht richtig passt. Daher verzichten Sie auf die Online-Bestellung und testen Sie den Schuh erst einmal aus. Anschließend können Sie diesen immer noch günstiger im Internet bestellen.

2. Passen Sie bei der Größe auf. Ich bin mir sicher, dass Sie die Größe Ihrer Füße kennen. Dennoch schwankt die Fußform und -größe innerhalb eines Tages. Kaufen Sie Schuhe eher nachmittags/abends als morgens, da unser Fuß dann oftmals etwas breiter ist. Zu große Schuhe können wir mit Einlegesohlen ausgleichen. Bei zu kleinen Schuhen ist dies deutlich aufwändiger und kostenintensiver.

3. Lassen Sie sich beraten. Gehen Sie ins nächste Fachgeschäft und lassen Sie sich von den Profis beraten. Man sagt zwar immer, dass die Ihre Produkte nur an den Mann bringen wollen, aber mittlerweile ist der Wettbewerb so groß, dass Sportausrüster immer mehr Wert auf die Qualität ihrer Beratungsleistungen legen. Viele Geschäfte können für Sie kostenlose Laufbandanalysen mit Videoaufnahmen anfertigen. So fand ich vor kurzem heraus, dass ich einen sogenannten Fersen- oder Rückfußlauf habe. Das heißt, dass mein Fuß beim Gehen immer ein wenig zur Seite „kippt“ und deshalb ein spezieller Schuh hermusste, der meinen Fuß seitlich stärkt und stützt. Ohne so eine Videoanalyse hätte ich das Problem wohl nie herausgefunden und es hätte auf Dauer schlimme Folgen haben können.

4. Richtige Passform vor Design. Kaufen Sie bitte nicht den schönsten Schuh, sondern den für Sie komfortabelsten. Sicherlich möchten Sie nicht täglich mit einem hässlichen Schuh rumrennen, trotzdem sollte das Design eher eine sekundäre Rolle spielen.

5. Vorsicht bei den Größenangaben. Die Größen sind von Hersteller zu Hersteller verschieden. Das kennen Sie bestimmt schon aus dem Bereich der Freizeitschuhe. Insbesondere ausländische Hersteller haben oft starke Schwankungen, auch innerhalb einer Marke.

6. Teure Schuhe sind nicht immer gut. Achten Sie beim Schuhkauf vorrangig auf Qualität und nicht den Preis. Der teuerste Schuh muss nicht immer der beste Schuh sein. Oftmals bezahlt man die Marke des Herstellers mit.

Aber nun zum eigentlichen Thema: Ein für Sie geeigneter Schuhe für das Spazierengehen. Biomechanische Untersuchungen haben gezeigt, dass es zwischen normalen Läufern und Gehern Unterschiede im Bewegungsablauf gibt. Dementsprechend gibt es mittlerweile sogenannte Walking-Schuhe. Diese Art von Schuhen wurde extra für Spaziergänger konzipiert und ist daher bestens für Ihre neue Routine geeignet. Doch was macht den Walking-Schuh so besonders?

Die Sohle

Die Sohle eines Walking-Schuhs sollte gut gedämpft, flexibel und für verschiedene Arten des Untergrunds geeignet sein. Egal ob Sie mal im Wald gehen, auf der Straße spazieren oder über einer Wiese laufen, die Schuhsohle muss ein echter Allrounder sein. Durch eine spezielle Sohlenkonstruktion der Walking-Schuhe ist der Bereich des Mittelfußes bestens gedämpft. Denn beim Spazierengehen belasten wir sehr stark diesen Teil, wohingegen beim klassischen Laufen der Fokus eher auf dem vorderen Bereich des Fußes liegt (wir springen eher als das wir gehen). Eine gute Dämpfung schützt vor allem Ihre Gelenke. Zudem muss die Sohle ein ausgeprägtes, griffiges Profil haben, sodass wir auch bei schlechten

Witterungsverhältnissen ausreichend Halt auf dem Untergrund haben. Wenn Sie in Ihren normalen Schuhen Einlagen tragen, sollten Sie diese auch im Walking-Schuh nutzen.

Stabilität

Ein weiterer wichtiger Punkt ist die Stabilität des Fußes. Da wir über längere Zeit und Distanz diesen Schuh tragen, muss unser Fuß dementsprechend stabilisiert werden. Eine gute Stabilität des Schuhs beugt vielen Arten von Verletzungen vor. Walking-Schuhe sind deswegen in den meisten Fällen mit einem verstärkten Fersenbereich ausgestattet.

Wasserdichte

Da wir den Schuh auch bei schlechtem Wetter und im Winter tragen wollen, sollte er zusätzlich wasserdicht sein. Durch spezielle Membranen sind mittlerweile fast alle angebotenen Modelle gegen Wasser geschützt.

Preis

Je nachdem, wie der Schuh ausgestattet ist, variieren die Preise bei Walking-Schuhen sehr stark. Einsteigermodelle gibt es ab ca. 35€, gute Mittelklasse-Schuhe kosten ca. 50-70€. Nach oben gibt es wie bei allen Produkten keine Grenzen. Entscheiden Sie nach Tragekomfort, Passform und Ausstattung.

Kann ich Lauf-, Freizeit- oder Wanderschuhe zum Spazierengehen verwenden?

Ja, das können Sie durchaus. Laufschuhe haben ebenfalls eine sehr gute Dämpfung, sind sehr leicht und oftmals sehr bequem. Nachteilig ist, dass Laufschuhe in den meisten Fällen nicht wasserdicht sind und im hinteren Bereich des Fußes nicht so gut stabilisiert sind wie die Walking-Schuhen. Mittlerweile werden Laufschuhe oft als Freizeitschuh getragen. Wenn Sie nicht gerade bei Wind und Regen spazieren, sollte auch Ihr Laufschuh seinen Dienst leisten. Von ganz normalen Freizeitschuhen rate ich eher ab, da diese oftmals nicht ausreichend gedämpft und stabilisiert sind. Wanderschuhe hingegen eignen sich häufig sehr gut, solange sie ausreichend flexibel sind.

Schuhpflege

Im ortsansässigen Schuhgeschäft werden einem häufig beim Kauf eines Schuhs noch zahlreiche Pflegeartikel angeboten. Braucht man diese?

In der Regel nicht. Wenn Sie Ihre Schuhe ab und zu mal feucht abwischen und vom groben Dreck befreien, haben Sie schon die halbe Miete eingefahren. Zusätzlich empfehle ich ein imprägnierendes Spray. Achten Sie dabei bitte auf das Oberflächenmaterial Ihres Schuhs. Das Spray sollte möglichst dazu passen.

Die richtige Socke

Tragen Sie falsche Socken sind Blasen vorprogrammiert. Nasse Füße durch Schweiß oder Regen sind die Hauptursachen für Blasen, denn dadurch wird unsere Haut und Hornhaut aufgeweicht. Deshalb sollten Ihre Socken aus Funktionsmaterial oder Wolle bestehen. Teilweise gibt es auch Produkte, die aus beiden Materialien bestehen. Sie sollten unbedingt darauf achten, dass Sie keine Socken aus Baumwolle tragen. Diese sind ein absolutes No-Go, denn Baumwolle saugt sehr schnell Feuchtigkeit auf und trocknet langsam, sodass wir permanent nasse Füße haben. Zudem passen Sie bitte auf, dass Sie keine zu großen Socken wählen, denn die aufschlagenden Falten könnten Ihnen Probleme bereiten. Investieren Sie daher in 2-3 Paar hochwertige Wandersocken. Ich verspreche Ihnen, dass Sie es nicht bereuen werden. Nichts ist schlimmer, als sich nach einem schönen Spaziergang mit lästigen Blasen rumzuquälen.

Die richtige Bekleidung des Oberkörpers

Hierbei ist es wichtig, dass Ihre Bekleidung zu den aktuellen Wetterbedingungen passt. Sie können gerne Ihre Freizeitjacke tragen oder bei wärmeren Temperaturen etwas Leichtes. Bei Regen und Wind hingegen empfehle ich Ihnen eine atmungsaktive Wetterjacke, die Sie nicht nur gegen Nässe schützt (sowohl innen als auch außen), sondern darüber hinaus auch gegen den Wind. Eine genaue Beratung dazu bekommen Sie in jedem Outdoor-Geschäft oder auch online.

Falls Sie empfindlich auf Sonneneinstrahlung reagieren, denken Sie bitte an eine Kopfbedeckung oder die passende Sonnencreme. Bei winterlichen Bedingungen ist definitiv ein Schal angebracht, ansonsten zwingt einen die alljährliche Grippe zur Bettruhe.

Mein Tipp: Kleiden Sie sich nach dem Zwiebelprinzip. Sie werden nach kurzer Zeit ins Schwitzen kommen und können so Ihre verschiedenen Kleidungsschichten flexibel anpassen.

Der richtige Schrittzähler

Kein Muss, aber ein sehr nützliches Werkzeug sind sogenannte Pedometer. Dies sind Schrittzähler, welche entweder mechanisch oder auch elektronisch Ihre Schritte zählen. Studien haben herausgefunden, dass Leute, die solche Schrittzähler nutzen, automatisch mehr Schritte pro Tag zurücklegen. Die Geräte gibt es mittlerweile sehr günstig zu kaufen, oftmals schon für etwa 10-20€.

Momentan sind Fitness-Armbänder sehr beliebt. Diese zählen auch die Schritte mit, überwachen Ihren Schlaf und können z. B. Ihren Puls messen. Ob dies ihren recht hohen Preis rechtfertigt muss jeder für sich entscheiden.

Eine sehr gute Alternative bietet Ihr Smartphone. Dort gibt es zahlreiche Apps, mit denen Sie ganz unkompliziert Ihre täglichen Schritte verfolgen können. Da wir das Handy sowieso immer dabeihaben, ist es keine große Umstellung. Es könnte allerdings sein, dass der Akku-Verbrauch Ihres Gerätes ein wenig mehr beansprucht wird. Die Apps dokumentieren Ihren Fortschritt und berechnen Ihnen zusätzlich die verbrannten Kalorien. In Grafiken können Sie Ihre Schritte im Wochen- oder Monatsverlauf nachverfolgen. Zum einen haben Sie so im Blick, ob Sie Ihr persönliches Ziel erreicht haben und zum anderen motiviert so eine App häufig, da man Fortschritte sehr gut nachvollziehen kann. Ich persönlich habe folgende Android Apps getestet und für gut befunden: „Schrittzähler & Abnehm Trainer", „Google Fit – Fitness-Tracking", „Samsung S Health" und „Runtastic Pedometer Schritte". Für das iPhone möchte ich keine Ratschläge geben, da ich selbst keines besitze. Aber ich bin mir sicher, dass es jede dieser Apps auch in einer iOS Version auf dem Markt gibt.

Wichtig: Grundsätzlich kommt es bei Schrittzählern zu Abweichungen und Sie sind nie 100% genau. Insbesondere bei mechanischen Pedometern oder Armbändern kann es zu starken Verzerrungen kommen, denn diese Geräte zeichnen oft kleinste Bewegungen auf, ohne dass überhaupt ein Schritt stattgefunden hat. Daher sollten Sie die

Schrittanzahl immer hinterfragen, Sie werden schon nach kurzer Zeit ein Gefühl dafür bekommen, wie viele Schritte Sie ca. zurückgelegt haben.

KAPITEL 9: DAS INTERVALLTRAINING

So, Sie sind nun mit den Basics des Spazierengehens vertraut, haben das richtige Equipment und wissen, wie man schonend geht. Nun ist es Zeit, Ihrem lästigen Fett am Bauch ein wenig an den Kragen zu gehen. In Deutschland ist mittlerweile mehr als die Hälfte der Bevölkerung übergewichtig, Tendenz weiter steigend. Damit Sie zu der anderen Hälfte gehören, zeige ich Ihnen in diesem Kapitel, wie Sie effektiv Fett verbrennen. Es ist nämlich nicht notwendig, ins Fitnessstudio zu gehen um schlank zu werden oder irgendwelche Wunderpillen zu schlucken. Spazierengehen in Kombination mit der richtigen Ernährung (mehr dazu in Kapitel 8) ist die weitaus gesündere Variante, erst recht bei älteren Menschen.

Die effektivste Waffe gegen Ihre überschüssigen Pfunde

Nach neuesten Erkenntnissen ist ein sogenanntes Intervalltraining deutlich effektiver in der Fettverbrennung als langes Gehen oder Laufen über größere Distanzen. Forscher der McMaster University in Hamilton, Ontario (Kanada) haben dazu eine Studie durchgeführt und folgendes herausgefunden: Intervall-Einheiten sind 4x so effektiv wie langes Ausdauertraining. Doch was ist das eigentlich genau?

Ein Intervalltraining besteht, wie der Name es schon sagt, aus verschiedenen Trainingsintervallen. Es gibt langsame und schnelle Abschnitte. Der Tempowechsel sorgt für einen Anstieg unseres Pulses. Dadurch verbrennen wir deutlich mehr Kalorien in einer sehr kleinen Zeitspanne. Im gleichen Zeitraum können Sie abhängig von der

Geschwindigkeit bis zu 50% mehr Kalorien verbrauchen. Des Weiteren gibt es einen sogenannten Nachbrenneffekt, das heißt, der Körper verbrennt auch noch mehrere Stunden nach der Mehrbelastung weiterhin Kalorien. Ein weiterer Vorteil liegt im schnellen Fortschritt. Mit einem Intervalltraining merken Sie, dass Ihr Körper sehr rasch leistungsfähiger wird und Sie die Intensität weiter erhöhen können.

Gestaltung eines Intervalltrainings

In dieser Art des Trainings sollten Sie abwechselnd langsam gehen und dann wieder das Tempo erhöhen. Die schnellen Phasen sollten dabei maximal 20% der Gesamtzeit ausmachen, sodass „Ruhephasen" des normalen Gehens überwiegen. In den Ruhephasen sollte Ihr Puls wieder normales Niveau erreichen, ehe er durch die Tempophase wieder nach oben geht. Dieser Wechsel ist optimal für die menschliche Fettverbrennung.

Wichtig ist, dass Sie es nicht übertreiben. Gehen Sie zum Anfang erst einmal ein paar Minuten im normalen Tempo, ehe Sie das Tempo anziehen. So können Sie sicherstellen, dass Ihr Körper gut aufgewärmt ist. Des Weiteren sollten Sie nach der letzten Tempophase Ihres Trainings eine längere Geh Phase einbauen, das Äquivalent zum klassischen „Auslaufen" aus dem Laufsport. Ganz wichtig ist dabei immer, dass Sie auf Ihren Körper hören. Wenn Sie Schmerzen empfinden oder die Belastung zu stark ist, verlängern Sie die Pause oder brechen Sie das Training ab. Nach einer starken Belastung sollten Sie zudem einen Ruhetag einlegen, damit sich Ihr Körper regenerieren kann.

KAPITEL 10: IHR PERSÖNLICHER 10-WOCHEN-PLAN

Nach so viel Theorie wird es nun endlich Zeit, dass Sie ihr Glück in eigene Hände nehmen und loslegen. Aber bevor wir mit der Erstellung eines individuellen Planes beginnen, möchte ich, dass Sie die Kernaussagen dieses Buches nochmals durchdenken. Folgende Dinge haben Sie bereits in diesem Buch gelernt:

- Welche Vorteile das Spazierengehen für Sie bietet
- Was der Unterschied zum Joggen ist
- Wie Sie das Spazierengehen als Routine etablieren
- Wie Sie ein für sich passendes Ziel finden
- Welche Geh-Arten und -Geschwindigkeiten es gibt
- Warum das Intervalltraining die effektivste Form des Gehens ist (in Hinblick auf die Fettverbrennung)
- Welcher Fehler Sie um Ihre guten Ergebnisse bringen könnte
- Und zu guter Letzt, was Sie beim Kauf der Ausrüstung beachten sollten

Wenn Sie all diese Punkte verinnerlicht haben, können Sie guten Gewissens starten. Stellen Sie sich einen Wochen-Plan auf und fangen Sie an. In diesem Kapitel zeige ich Ihnen, wie so ein Plan aussehen könnte. Der Beispielplan basiert auf einer 10-Wochen-Struktur und garantiert damit, dass Sie sich progressiv steigern können, Ihr Körper sich an die neue Belastung gewöhnt und Sie Zeit haben, das Gehen als Routine in Ihren Alltag zu integrieren.

Der folgende Plan basiert zusätzlich auf einer Beispielperson, die folgende Voraussetzungen hat:

- Weiblich, 40 Jahre alt, verheiratet, 2 Kinder
- 1,65m groß und wiegt 72 kg (BMI = ca. 26, leichtes Übergewicht)
- Bürotätigkeit mit ca. 2.000 Schritten pro Tag + 500 Schritte nach der Arbeit
- Am Wochenende (ohne Arbeit) sehr schwankende Schrittzahlen, abhängig von der Wochenendgestaltung (ca. 3.000 pro Tag)
- Ausgangsschritte pro Woche: ca. 18.500

Woche 1-4: Gehen in den Alltag integrieren

Innerhalb der ersten vier Wochen sollten Sie einen Weg finden, Ihre Schritte zu messen. Ansonsten haben Sie Probleme, Ihren Erfolg zu dokumentieren. Wenn Sie partout keinen Schrittzähler nutzen möchten, empfehle ich Ihnen zumindest die Zeit grob zu messen. Ziel sollte es sein, die Schrittzahl kontinuierlich von Tag zu Tag zu erhöhen. Dabei sollten Sie größere Sprünge vermeiden. Gehen Sie in einer für Sie angenehmen Geschwindigkeit, ohne aus dem Atem zu kommen. Maßnahmen zur Steigerung der Schritte finden Sie im Kapitel 3. Herz-Kreislauf-Patienten sollten Ihren Plan unbedingt vorerst mit Ihrem Arzt besprechen.

Maßnahmen zur Steigerung der Schritte pro Tag:

- Auto wurde auf einem anderen Parkplatz geparkt (ca. 300m vom Arbeitsplatz entfernt)
- 30-minütige Pause auf der Arbeit wird für einen Gang nach draußen genutzt

- Im Büro-Alltag: Persönliche Gänge zu den Ansprechpartnern anstelle von Telefonaten oder Mails
- Täglich nach der Arbeit: ca. 30 Minuten entspanntes Spazieren mit dem Hund (was vorher von anderen Familienmitgliedern übernommen wurde)
- Einkäufe werden zu Fuß bei einem nahegelegenen Discounter erledigt
- Am Wochenende: Einen Tag für einen Ausflug mit der Familie und Hund nutzen

Ergebnis: Steigerung der täglichen Schritte auf ungefähr 7.000/Tag, schwankende Werte, teilweise schon über 10.000 Schritte pro Tag, erste Gewichtsverluste auf der Waage

Woche 5-8: Das Schritte-Pensum auf ca. 10.000 Schritte täglich steigern

Sie haben es mittlerweile geschafft, regelmäßig spazieren zu gehen. Ihr Körper hat sich auf die zusätzliche Bewegung eingestellt und Sie verspüren nach längeren Spaziergängen keine Erschöpfung. Der Mehraufwand durch zusätzliche Schritte auf Arbeit ist für Sie zur Normalität geworden. Einkäufe im Supermarkt werden statt vorher einmal nun mehrmals wöchentlich durchgeführt, sodass kleinere Mengen auf dem Weg nach Hause zu tragen sind.
Ab Woche 5 versuchen wir nun das Schritte-Pensum noch einmal zu erhöhen, sodass wir pro Tag mindestens 10.000 Schritte gehen.

Maßnahmen zur Steigerung der Schritte pro Tag:

- Zusätzlich zum Gassi-Gehen mit dem Hund wird nach dem Abendbrot ein Spaziergang von 20-30

Minuten zur Besserung der Verdauung eingelegt.

- Die Wohnung wird nur noch über die Treppe betreten, Fahrstuhl nur in Ausnahmen
- Die Intensität der Spaziergänge wird leicht erhöht, indem das Tempo etwas schneller gewählt wird. Durch die verbesserte Ausdauer bedeutet dies für Ihren Körper aber nach bereits kurzer Zeit keine zusätzliche Anstrengung mehr

Ergebnis: Steigerung der täglichen Schritte auf über 10.000, Steigerung der Tempos der Spaziergänge, stätige Gewichtsverluste auf der Waage

Woche 9-10: Die Fettverbrennung durch leichte Intervalleinheiten steigern

Nach den vergangenen acht Wochen sollten Sie sich sowohl physisch als auch psychisch schon besser fühlen. Dokumentieren Sie nicht nur Ihre Schritte, sondern versuchen Sie auch körperliche und seelische Veränderungen festzuhalten. Sie haben mittlerweile schon einige Pfunde abgenommen und sind bereit, erste schnellere Einheiten in Ihre täglichen Spaziergänge einzubauen. Sie sollen dabei nicht laufen, sondern einfach ein paar Minuten etwas schneller gehen. Die Distanz bleibt die gleiche, Sie müssen nicht über 20.000 Schritte pro Tag gehen. Durch das erhöhte Tempo steigern wir nochmals unsere Fettverbrennung und werden leistungsfähiger. Falls Sie gar nicht mehr abnehmen wollen, können Sie die 10.000 Schritte einfach fortführen.

Maßnahmen zur Steigerung der Schritte pro Tag:

- Keine
- Lediglich Einbauen von schnelleren Passagen in den Spaziergängen nach der Arbeit

Ergebnis: Sie verbrennen auf der gleichen Distanz mehr Kalorien. Ihre Spaziergänge werden dadurch kürzer, sodass Sie täglich noch weniger Zeit für das Gehen aufwänden müssen.

Und was mache ich nach den 10 Wochen?

Sie haben natürlich immer die Möglichkeit, sich zu verbessern. Da Sie aber Spazierengehen nicht als Sport einführen wollen, sollten Sie versuchen, nach dem Erreichen Ihres Ziels eine gewisse Konstanz zu erlangen. Bleiben Sie bei einer gewissen Anzahl an Schritten, sodass Sie langfristig gesundheitlich profitieren und es Ihnen einfach gut geht. Genießen Sie die Vorzüge und bleiben Sie in Bewegung. Und: Teilen Sie Ihre Erfahrungen mit Ihren Bekannten, ich denke, dass Sie mit Ihren Erfolgen durchaus auch andere Menschen Ihres Umfeldes zur Bewegung animieren können.

Ich hoffe, dass ich Ihnen mit diesem kleinen Ratgeber einen Anstoß zu mehr Bewegung gegeben habe. Mein Ziel ist es möglichst vielen Menschen die Vorzüge dieser einfachen Routine zu zeigen und Ihnen dabei zu helfen, Ihre Figur bezogenen Ziele zu erreichen. Möglicherweise haben Sie bis hierhin sogar schon ein wenig abgenommen. Dann möchte ich Ihnen herzlichst gratulieren! Bleiben Sie dran und haben Sie einfach Spaß an der Sache, dann steht einer gesunden Zukunft nichts mehr im Wege.

Ich wünsche Ihnen alles Gute.

HAFTUNGSAUSSCHLUSS

Dieses Buch enthält Meinungen und Ideen des Autors und hat die Absicht, Menschen hilfreiches und informatives Wissen zu vermitteln. Die enthaltenen Strategien passen möglicherweise nicht zu jedem Leser, und es gibt keine Garantie dafür, dass sie auch wirklich bei jedem funktionieren. Die Benutzung dieses Buchs und die Umsetzung der darin enthaltenden Informationen erfolgt ausdrücklich auf eigenes Risiko. Haftungsansprüche gegen den Autor für Schäden materieller oder ideeller Art, die durch die Nutzung oder Nichtnutzung der Informationen bzw. durch die Nutzung fehlerhafter und/oder unvollständiger Informationen verursacht wurden, sind ausdrücklich ausgeschlossen. Das Werk, inklusive aller Inhalte, gewährt keine Garantie oder Gewähr für Aktualität, Korrektheit, Vollständigkeit und Qualität der bereitgestellten Informationen. Druckfehler und Fehlinformationen können nicht vollständig ausgeschlossen werden.

MEDIZINISCHER HAFTUNGSAUSSCHLUSS

Die hier dargestellten Inhalte dienen ausschließlich der neutralen Information, Weiterbildung und Unterhaltung. Sie stellen keine Empfehlung oder Bewerbung der beschriebenen oder erwähnten diagnostischen Methoden oder Behandlungen dar. Der Text ersetzt keinesfalls eine medizinische Beratung durch einen Arzt oder Apotheker und er darf nicht als Basis zur eigenständigen Diagnose und Beginn, Änderung oder Beendigung einer Behandlung von Krankheiten verwendet werden. Bei gesundheitlichen Fragen, Beschwerden oder Problemen konsultieren Sie immer Ihren Arzt!

IMPRESSUM

Stefanie Hartmann wird vertreten von:

Tom Schmidt
Barnkevitzer Weg 2a
18573 Altefähr

Covergestaltung und -konzept: lauria | fiverr.com
Coverbild: geoffgoldswain | depositphotos.com

Jahr der Veröffentlichung: 2016

Verantwortlich für den Druck: Amazon Distribution GmbH, Leipzig

9653728R00031

Printed in Germany
by Amazon Distribution
GmbH, Leipzig